Morgenroutine

Der perfekte Start für mehr Produktivität und Erfolg am Tag

Inhaltsverzeichnis

Einleitung 1

Kapitel 1: Was ist eine Morgenroutine?.....................4

1.1. Was gehört zu einer Morgenroutine?......................5

1.2. Wer hat eine Morgenroutine?..................................6

Kapitel 2: Die Abendroutine 8

2.1. Was gehört zu einer guten Abendroutine?............9

Kapitel 3: Wie findest du deine persönliche Morgenroutine? 14

3.1. Darüber musst du dir Gedanken machen!...........15

Kapitel 4: Konsistenz deiner Morgenroutine...........17

4.1. Inhalte deiner Morgenroutine 18

4.2. Wie solltest du vorgehen? 35

4.3. Wie kann eine sinnvolle Morgenroutine aussehen? 37

4.4. Fehler bei der Morgenroutine 42

4.5. Besonderheit Schichtdienst 44

4.6. Morgenroutine mit und für Kinder 46

Schlusswort 52

Impressum..55

Einleitung

Der Wecker klingelt schon seit einer Stunde, da du zu den aggressiven Snoozlern gehörst. Deine Augen kneifst du fest zu, damit auch kein Licht durchkommt. Oder du die Finsternis nicht sehen musst.

Als du die Kontrolle über ein Augenlid verlierst, erhaschst du einen Blick auf die Uhrzeit. Daraufhin stürzt du hoch, schlingst schnell einen Krapfen und den Kaffee hinunter, während du dich anziehst.

Danach schnell Zähne putzen, Haare kämmen und ab zur Arbeit. Dort geht es auch sofort los, alle wollen etwas von dir, während du versuchst, einen Überblick zu gewinnen.

Zack ist der Tag vorbei, schnell unterwegs Essen finden, nach Hause zum Partner düsen. Vielleicht ist er da, oder ihr wollt zumindest telefonieren. Dann noch ein bisschen Fernsehen, um abzuschalten.

Nun ist Zeit fürs Bett. Dort kannst du noch schnell alle Nachrichten bei Facebook beantworten, bevor du einschläfst.

Sieht so dein Alltag aus? Manchmal oder jeden Tag? Nach so einer Woche, kommst du natürlich am Wochenende nicht aus den Federn und es wird auch nichts so richtig.

Vielleicht hast du dich auch schon einmal gefragt, was der Unterschied zwischen erfolgreichen und nicht erfolgreichen Menschen ist. Oder wie die eine Freundin ihren wahnsinnigen Plan erledigen kann UND noch Zeit für einen Plausch hat?

Im allgemeinen werden Routinen negativ bewertet. Angeblich stören sie Kreativität, Innovation und Spontanität. Ich räume ein, dass eine zu starre Routine langsam macht und die Konzentration nachlässt.

In diesem Buch soll es jedoch um deine eigene und ganz persönliche Routine gehen, die gern auch Flexibilität beinhalten darf oder ab und an gewechselt wird (zum Beispiel die Sportart, der Meditationsort oder das Frühstück). Die richtige Morgenroutine soll dir Freiheit schaffen. Sie wird dir Kraft geben und Raum für Kreativität, Spontanität und dir auch durch schwere Zeiten helfen.

Routinen geben uns einen Rahmen, der uns führt, bis wieder leichtere Zeiten kommen. In diesem Rahmen lassen sich die Tage überstehen und du kannst trotzdem etwas schaffen. Das trägt auch wieder zur Gesundung bei.

Wenn du bereit bist dein Leben in die Hand zu nehmen, deiner Zeit nicht mehr hinterher rennen willst und endlich wissen willst, wie du deine Produktivität steigern kann, dann ist dieses Buch genau das Richtige für dich.

Kapitel 1: Was ist eine Morgenroutine?

Jeder hat einen eigenen Rhythmus, dem zu folgen ist am Besten. Das ist natürlich nicht immer so möglich, sei es durch Schule oder einen Arbeitgeber. Manchmal kommt man jedoch auch einfach nicht vorwärts ohne eine Motivation und einen Startschuss. Dafür entwirfst du dir einen neuen Rhythmus, deine Morgenroutine.

Die Morgenroutine hilft dir bei deinem Start in den Tag. Je besser der verläuft, desto produktiver kann auch der ganze Tag werden. Du sollst voller Energie und Elan durch den Tag gehen. Doch wie geht das?

Dafür musst du herausfinden, wie du am besten startest. Die Morgenroutine ist somit die Art und Weise, wie du in den Tag startest. Wie das Wort schon sagt, ist es eine Routine, also Abläufe, die sich immer wiederholen. Das ist gut für unseren Körper, der einfach weiß, was auf ihn zukommt. Auch unser Hirn kommt gut damit klar. Der innere Schweinehund lässt sich damit ebenfalls hervorragend überlisten.

Die Morgenroutine wird ein Ablauf, der gut für deine Produktivität und deine Gesundheit ist. Ganz nebenbei werden viele Stressfaktoren ausgeräumt.

Wir Menschen kommen ohne Rituale nicht gut klar. Jeder hat in irgendeiner Art und Weise Rituale. Die Frage ist nur, ob sie hilfreich sind oder nicht. Wenn du nun nach neuen Ritualen suchst, um sie in dein Leben zu integrieren, dann ist dabei wichtig, dass sie dir Freiheit verschaffen und dich nicht einengen.

1.1. Was gehört zu einer Morgenroutine?

Zu deinem morgendlichen Ablauf gehört das Aufwachen, das Aufstehen, das Morgenritual und das Frühstück. Da das Aufstehen vorbereitet sein will, gehört auch das zu Bett gehen dazu.

Wenn wir nicht gut ins Bett gehen, wenn wir nicht gut schlafen, dann können wir auch nicht gut aufstehen. Der Schlaf ist zur Regeneration da. Unser Körper und unser Hirn müssen sich ausruhen. Das funktioniert am Besten, wenn das Hirn und der Körper wissen, dass sie schlafen dürfen.

Zum „Schlafen dürfen" gehört auch das „Abschalten" der Aktivitäten (To-Do- Listen und ähnliches ablegen) und Sorgen. Genauso wie die sozialen Medien, die uns oft bis in den Schlaf geleiten.

Genau genommen beginnt die Morgenroutine am Abend. Denn nur, wenn der Abend und der Schlaf gut und erholsam sind, dann kann der Morgen gut starten.

1.2. Wer hat eine Morgenroutine?

Irgendwie hat jeder eine Morgenroutine. Auch dein schnelles Aufstehen, Kaffee kochen, Zähne putzen, Kaffee schnappen und los, ist eine Morgenroutine.

Wir reden hier mal von einer gesunden Morgenroutine. Die haben vor allem erfolgreiche und glückliche Menschen. Und zwar haben sie diese nicht, weil sie erfolgreich und glücklich sind. Sondern sie sind erfolgreich und glücklich, WEIL sie eine Morgenroutine haben.

Sie bringt ihnen Energie, steigert ihre Produktivität und sie haben noch Zeit ein Buch zu lesen. Warum?

Weil sie durch ihren schönen Morgen gerne aufstehen. Weil sie wissen, dass sie sich nicht durch ihren Tag schleppen müssen und am Ende noch nicht mal ein Buch lesen können.

Sie schlagen die Augen auf und freuen sich, dass sie Zeit haben, um etwas für sich zu tun. Danach gehen sie gestärkt und voller Tatendrang an die Arbeit. In die Riege dieser erfolgreichen Menschen zählen nicht nur Berühmtheiten, sondern auch der liebe Egon von nebenan und auch die Floristin aus der Einkaufspassage macht es.

Erfolg und Glück hat in diesem Fall nichts mit dem Geld auf dem Konto zu tun, sondern sind sie in ihrem Leben erfolgreich und glücklich? Zeit und Kraft für sich, Hobbys und Freunde zu haben, zählt zum Beispiel dazu. Die Floristin ist außerdem besonders kreativ, da ihr Kopf frei und ruhig ist. Sie kann sich voll auf die Blumen konzentrieren und nimmt dabei ihren tollen Duft wahr.

Kapitel 2: Die Abendroutine

Wir beginnen also am Abend mit unserer Morgenroutine. Denn guter Schlaf ist essentiell. Ohne guten Schlaf werden wir über kurz oder lang krank. Ohne guten oder ausreichenden Schlaf können wir nicht frisch und froh an die Arbeit gehen. Müdigkeit und Unkonzentriert sein sind nur zwei der Anzeichen von ungenügender Nachtruhe. Langfristiger Schlafmangel kann zu Schlafproblemen allgemein, Übergewicht und Bluthochdruck führen.

Denn im Schlaf laufen wichtige Prozesse ab, wie Zellenverknüpfung, Proteinaufbau, Zellregenerierung, Hormonausschüttung und das Immunsystem stabilisiert sich. Auch unser Hirn benötigt eine Pause, um die Eindrücke des Tages zu verarbeiten und zu sortieren. Aufgeräumt können wir dann wieder neue Erfahrungen sammeln

Es gibt im groben zwei Schlaftypen. Die Sensiblen, die sich an Schnarchen, Lärm und fremden Betten stören und die „Nicht-Träumer", mit ihrem festen und tiefen Schlaf. Der sensible Typ gehört zu den anfälligen für Schlafprobleme. Besonders für sie ist eine Abendroutine wichtig.

2.1. Was gehört zu einer guten Abendroutine?

Wichtig ist, den Körper und den Kopf auf Schlafen einzustellen. Wenn man erst einmal im Bett liegt und das Kopfkarussell an ist, dann wird es sicher keine gute Nacht.

Eine wichtige Information ist noch, dass es keine Festlegung der Schlafdauer gibt. Denn das ist genetisch bedingt. Es muss jeder selbst herausfinden, wie viel Schlaf er benötigt. Dafür eignet sich eine kleine Liste, in die man notiert, wann man gut geschlafen hat und wie lange man in dieser Nacht geschlafen hat.

Was wir für einen erholsamen und guten Schlaf benötigen sind Gewohnheiten, die uns eine gesunde Nachtruhe ermöglichen. Es gibt wahnsinnig viele Tipps, die zu einem guten Schlaf führen können. Hier sind ein paar ausgewählte aufgeführt. Du solltest auf jeden Fall noch einmal selbst aktiv werden, wenn das Richtige für dich noch nicht dabei war.

Tipp 1: Feste Schlafzeiten

Das klingt anstrengend, ist es auch manchmal. Partys, Zeitumstellung oder was auch immer dazwischen kommen kann, darf nun nicht mehr Priorität sein.

Fühlt sich erst einmal nicht gut an. Für unseren Körper sind feste Schlafzeiten jedoch sehr gut und wichtig.

Wenn du immer zur selben Zeit ins Bett gehst und aufstehst, wird dein Körper bald von allein zur geeigneten Zeit müde und auch wach! Das bedeutet kein nerviges Weckerklingeln mehr!

Auch am Wochenende solltest du höchstens 30 Minuten von deinen Zeiten abweichen.

Man muss jedoch auch sonst auf seinen Körper hören und ins Bett gehen, wenn er Müdigkeit anzeigt. Wenn man über den toten Punkt hinweg ist, lässt es sich schlecht bis gar nicht einschlafen.

Tipp 2: Leichte Mahlzeiten am Abend, Verzicht auf Nikotin, Alkohol und Koffein, ein einstündiger Spaziergang

Das ist nun alles Gesunde auf einmal. Der Spaziergang wirkt Wunder, wenn er regelmäßig gemacht wird. Anstrengende Trainingseinheiten sollten auf andere Tageszeiten verschoben werden

Nikotin, Alkohol und Koffein sind bekanntermaßen stimulierend, gefäßverengend und Wachmacher. Beziehungsweise der Alkohol lässt uns nur leichter einschlafen, aber nicht besser schlafen. Koffein benötigt mehr als 5 Stunden, bis auch nur die Hälfte abgebaut ist.

Koffein lässt uns nur kurz und zu leicht schlafen.

Schweres Essen beschäftigt den Körper. Zwei Stunden vor dem zu Bett gehen solltest du gar nichts oder nur leichte Kost zu dir nehmen.

Tipp 3: Meditation und andere Entspannungsmethoden

Wahrscheinlich kannst du es schon nicht mehr hören oder lesen, weil überall von Entspannung uns Meditation gesprochen wird. In unserer heutigen Zeit der Ablenkung, Beschäftigung und Akkordarbeit ist es jedoch so wichtig wie nie.

Deswegen ist es gut, wenn du dich mit diesem Thema beschäftigst. Zum Einschlafen kannst du alle Gliedmaßen von unten nach oben in die „Gute Nacht" schicken oder Atemübungen machen.

Die 4-7-8 Technik, bei der du deine Zunge an den Gaumen drückst, 4 Sekunden einatmest, dann 7 Sekunden den Atem anhältst, um danach 8 Sekunden auszuatmen, erzielt gute

Erfolge bei der Entspannung vor dem Schlafen.

Wenn dir Meditieren alleine schwer fällt, gibt es mittlerweile tolle Meditationsapps. Dabei musst du selbst entscheiden, wie sehr dich das Telefon ablenkt und in seinen Bann zieht. Lies dafür den nächsten Tipp.

<u>Tipp 4: Verbanne Handy, Laptop und sonstige elektronischen Geräte</u>

Es geht dabei nicht nur um die Strahlung, die uns bekanntermaßen krank macht. Auch das Licht der Dioden macht uns wach. Das Hirn weiß, dass das Handy daneben liegt und kommt nicht zur Ruhe. Es könnte doch vibrieren!

Laptop bedeutet Arbeit oder Ablenkung, also weit weg damit, am besten schon zwei Stunden vor dem Schlafen gehen.

Wenn du nun eine Meditationsapp verwenden möchtest, solltest du darüber nachdenken, wie sehr dir das hilft, oder wie sehr dich das Handy ablenkt. Meditieren kannst du auch tagsüber üben und es abends alleine anwenden.

<u>Tipp 5: Musik und zur Not wieder aufstehen</u>

Das Musik gut für uns ist, ist dir sicher bekannt. So kann man ruhige, zum Beispiel klassische oder Musik ohne Gesang, zum Einschlafen nutzen, um sich zu entspannen. Wichtig dabei ist, dass die Musik langsam ausklingt und nicht abrupt endet, denn das weckt uns wieder auf.

Wenn das nichts hilft, dann steh doch wieder auf. Während du wach im Bett liegst entsteht Stress, weil du doch unbedingt einschlafen musst! So geht das Kopfkarussell auf keinen Fall aus! Aufstehen und etwas Ruhiges machen, bei nicht zu viel Licht. Du kannst halb sitzend ein Buch lesen, jedoch bitte leichte Kost.

Tipp 6: Wenn alles nichts hilft...

Dann solltest du ein Schlaflabor aufsuchen. Dort wird deine Nachtruhe beobachtet und auch deine Sauerstoffwerte werden überwacht. So ist es möglich, mit professionellen Mitteln die Ursache für deine Schlafstörungen zu ergründen.

Kapitel 3: Wie findest du deine persönliche Morgenroutine?

Es geht nicht darum, anderen Menschen nachzueifern. Besonders die viel gepriesenen Methoden erfolgreicher Leute sind sehr anstrengend und für dich nicht das Richtige. Du musst herausfinden, was du brauchst. Deinen ganz eigenen Weg.

Wenn du deine ganz eigene Morgenroutine findest, dann wird sie auch den gewünschten Effekt für dich haben. Nämlich, dass du produktiver wirst und durch die Struktur mehr am Tag schaffst, ohne dich zu überarbeiten.

Um deine eigene Morgenroutine zu finden, brauchst du vor allem eins: Motivation. Willst du es wirklich und bist bereit etwas zu ändern? Stell dich darauf ein, dass es nicht sofort klappt und auch nicht sofort einen 100 %gen Effekt hat. Dein Körper muss sich erst umstellen und daran gewöhnen. Nach einiger Zeit wird dir die Routine sehr leicht von der Hand gehen und auch sehr wichtig werden, weil es dir so gut geht.

Bis es jedoch so weit ist, kann es auch mal Rückschläge geben. Dafür benötigst du deine Motivation. Doch du kannst für deine

Motivation etwas tun. Gestalte deine Morgenroutine in kleinen Schritten, umsetzbar und nützlich.

Wenn sie jedoch deiner kompletten Natur entgegen arbeitet, ist ein Scheitern vorprogrammiert.

3.1. Darüber musst du dir Gedanken machen!

Stell dir vorher ein paar Fragen, um Ideen zu sammeln, was du in deine Morgenroutine integrieren möchtest.

Wie viel Zeit kann und will ich für meine Morgenroutine haben?

Welche Meditation liegt mir? (Auch einfach sitzen und „in sich hinein horchen" ist meditieren.)

Was brauchst du früh unbedingt?

Was für ein Frühstück möchtest du dir machen?

Wie kannst du dich für deine Disziplin belohnen?

Hast du etwas, worauf dich am Tag freuen kannst?

Wie lautet dein Tagesziel?

Kapitel 4: Konsistenz deiner Morgenroutine

Es geht dabei darum, die richtige Zusammensetzung zu finden. Das Morgenritual soll für dich gut machbar sein, keine Qual, sondern eine Bereicherung. Denn aus deiner Morgenroutine soll ein produktiver Tag entstehen. So kann alles was du anfängst erfolgreich ablaufen.

In diesem Kapitel werden dir verschiedene Ideen für eine Morgenroutine vorgestellt, die du ausprobieren kannst.

Außerdem eine Herangehensweise, um dein Morgenritual zu entwickeln.

Schritt 1:

Hast du schon eine Morgenroutine und wenn ja, was stört dich an ihr? Schreibe dir die Dinge auf, die du nicht mehr möchtest. Die wirst du später durch schöne Dinge ersetzen.

Schritt 2:

Was möchtest du früh alles machen, weil es sonst den restlichen Tag nichts mehr wird? Joggen gehen, lesen, einkaufen oder was auch immer dir einfällt.

Mache dir auch dazu Notizen. Wir werden später prüfen, ob es sich früh integrieren lässt. (Um fünf kann man oft noch nicht einkaufen gehen)

Schritt 3:

Finde noch Dinge, die du schon immer mal probieren wolltest. Oder lies dir unten die Liste durch, was man nach dem Aufwachen machen sollte, um gute Laune zu bekommen.

Schritt 4:

Fasse nun dein Morgenritual zusammen. Schreibe dir eine schöne Liste, die du an den Badezimmerspiegel und an den Kühlschrank hängen kannst (oder an die Kaffeemaschine). So vergisst du es nicht.

4.1. Inhalte deiner Morgenroutine

Strecken: Um die Müdigkeit zu vertreiben, solltest du dich nach dem Aufwachen genüsslich strecken. Im Schlaf liegen wir lange Zeit in einer Position, deswegen fühlen wir uns so steif.

Durch das Strecken kommt dein Kreislauf in Schwung. Bei regelmäßiger Anwendung wird nebenbei auch noch deine Haltung verbessert.

Licht: Für unser wach werden ist das Hormon Melatonin zuständig. Dieses wird bei ausreichend Licht ausgeschüttet.

Das bedeutet, du solltest nach dem Aufwachen und Dehnen das Licht einschalten, die Vorhänge zurück ziehen oder dir einen Wecker mit simuliertem Sonnenaufgang besorgen.

Lichtschalter kann man verlegen, so dass er gleich neben deinem Bett ist oder du installierst einen Klatsch-Schalter. Das Klatschen lässt sich wunderbar in die Dehnung integrieren.

Sei erfinderisch im Ändern, nicht in Ausreden!

Trinken: Über Nacht trinken wir nicht und verlieren manchmal noch durch Schwitzen Wasser.

Trink als erstes ein großes Glas Wasser nach dem Aufstehen. Noch besser ist ein Glas Wasser mit Zitrone. Das Zitronenwasser:

- kurbelt deine Verdauung an

- versorgt deinen Körper mit Kalium und Magnesium

- wirkt entgiftend

- beugt Erkältungen vor, da es ein sehr guter Vitamin C Lieferant ist

Wechselduschen: Klingt gruselig, nicht wahr? Ist aber eine wundersame Kur. Der Wechsel zwischen warmen und kalten Wasser „schockt" unseren Körper, wodurch wir uns wacher und fitter fühlen.

Probiere es doch einmal aus, vielleicht gefällt es dir?!

Ziele visualisieren: Oft ist der Grund, dass wir nicht aufstehen können, dass uns ein Ziel fehlt. Oder die Motivation, da das Ziel in weiter Ferne scheint.

Wenn dein Ziel zu fern ist, dann unterteile es noch einmal in Zwischenschritte!

Ruf dir deine Ziele in Erinnerung. Oder sieh sie dir an, wenn du sie aufgeschrieben hast. Male dir farbig aus, wie du heldenhaft Richtung Ziel gehst und es dann erreichst. Und dann lauf los! Nutze die Kraft deiner Gedanken und Vorstellungskraft.

Belohnung am Abend: Besonders gut wäre es, wenn deine Abendroutine Belohnung ist. Vielleicht gehört dort schon der entspannte Spaziergang dazu oder die warme Badewanne?

Wenn nicht, dann setz dir zusätzlich solche Anreize, falls sie dir helfen. Versuche nicht materielle Dinge zu wählen. Damit ist gemeint, dass du deine Belohnung nicht an Kaufen und Bekommen binden sollst.

Bei der Belohnung geht es um schöne Dinge, die für dich sind. Für dich und dein Herz und deine Gesundheit.

Innehalten, Yoga oder Meditation: Um uns selbst in unserem hektischen Alltag nicht zu vergessen, müssen wir achtsamer werden. Achtsamer auf uns und unseren Körper.

Damit kannst du schon früh anfangen. Durch ein einfaches innehalten auf einem Stuhl ohne Ablenkung, ordnen sich deine Gedanken und du findest zu einer inneren Ruhe. Plane dafür 20-40 Minuten ein.

Wenn du schon Bewegung integrieren möchtest, ist Yoga der richtige Weg. Bewegung, Dehnung und „in sich gehen" in einem.

Meditieren in einer bestimmten Haltung oder auf eine bestimmte Weise, kann bei der Konzentration helfen. Du kannst auf deine Atmung achten und einzelne Körperteile ansprechen. Einfach mal nach Innen lauschen.

Ordnung: Deine Schlafumgebung trägt sehr zu deiner Entspannung und deiner Schlafqualität bei. Deswegen gibt es dieses schöne Wort Schlafhygiene. Die meint nicht nur geeignete Bettwäsche und Matratze, sondern auch die Ordnung im Zimmer.

Nach dem Aufstehen und wo auch immer es in deine Routine reinpasst, solltest du dein Schlafzimmer aufräumen. Das Bett machen gehört auch dazu, nur nicht direkt nach dem Aufstehen. Die Hausstaubmilbe fühlt sich in deinem warmen Bett zu wohl und würde sich fröhlich vermehren. Am besten du hängst deine Bettwäsche aus dem Fenster, während du Dehnungsübungen absolvierst. Spätestens nach deinem Spaziergang oder Workout kannst du dein Bett machen und das Zimmer aufräumen.

Du wirst merken, wie wohl sich deine Augen und dein Kopf damit fühlen. Auch für die Seele ist es gut. Wenn du per Hand aufräumen übst, dann kannst du es wahrscheinlich auch innerlich. Denn deine morgendliche Meditation beziehungsweise Ruhepause dient dazu deinen Kopf und deine Gedanken aufzuräumen.

Noch schöner ist es, schon aufgeräumt aufzuwachen. Lass deine Kleidung also am Abend nicht einfach fallen, sondern lege sie an einen geeigneten Ort, wo sie deinen Blick beim Aufwachen nicht stört.

Keine Entscheidungen treffen müssen: Lege dir Abends deine Kleidung zurecht. Entscheidungen treffen müssen frisst viel Energie und kann manchmal ziemlich nerven.

Deswegen nimm dir Abends dafür Zeit, wo du wahrscheinlich auch Zeit und Nerven dafür hast. Früh solltest du dich nicht mit der Frage quälen, was du anziehen sollst. Sonst ist schlechte Laune vorprogrammiert.

Achtsamkeit: Damit kannst du bewusst früh am Tag starten und es immer wiederholen, den ganzen Tag über. So minimierst du Stress und Schnelllebigkeit.

Diesen Punkt kannst du auf deine Ritual-Liste schreiben. Wenn du an diesem Punkt angelangt bist, halte inne und lausche auf die Geräusche um dich. Sieh dir deine Umgebung genau an. Betrachte die Gegenstände, als würdest du sie zum ersten Mal sehen.

Atme bewusst ein und aus, fühle dabei, wie die Luft durch deine Nase in deine Lunge strömt. Was riechst du? Drehe dich langsam im Kreis und genieße die verschiedenen Gerüche.

Berühre vorsichtig und sanft einen Gegenstand und erfreue dich an ihm. Wo hast du ihn her? Warum hast du ihn? Bereichert er dein Leben und deine Wohnung?

Zu Beginn mag dir das alles langwierig und albern vorkommen. Übertrage es auch an andere Orte und Momente deines Lebens. Nach und nach wirst du viel mehr Details erkennen und wahrnehmen. Deine Erinnerung an diese Momente wird besonders sein, denn du hast sie mit allen Sinnen und in aller Ruhe erlebt.

Meditation: Während die Achtsamkeit eine nach außen gerichtete Aktion ist, gilt die Meditation dir selbst und deinem Inneren.

So wie du deiner Umgebung achtsam begegnest, so sollst du auch dich selbst wahrnehmen. Dafür musst du zur Ruhe kommen und alle Konzentration nach innen lenken.

Die Meditation war oben schon einmal genannt, da es nicht für jeden eine umfassende Übung sein muss. Für viele ist es ausreichend, sich auf die Gedanken zu konzentrieren und diese zu ordnen.

Wenn du tiefer eintauchen möchtest, dich noch mehr erforschen und kennen lernen willst, dann ist Meditation ein extra Punkt für dich und deine Morgenroutine. Du kannst natürlich auch zu jeder anderen Tageszeit meditieren.

Für deine ersten Meditationsübungen kannst du diese Schritte verwenden:

- nimm dir einen Stuhl oder ein bequemes Kissen, suche dir einen ruhigen Ort

- Telefon und andere störende Geräte stellst du am besten aus, bis auf den Wecker, falls du Angst hast, die Zeit zu vergessen

- beginne mit einer kurzen Einheit

- lockere deine Kleidung und setzte dich gerade hin, probiere verschiedene Positionen für deine Hände, verschränke sie jedoch nicht

- atme tief ein und aus, wiederhole das ein paar mal, bis du entspannt bist

- schließe deine Augen

- dann konzentrierst du dich auf die Luft, die durch deine Nase strömt, ein und aus

- abdriftende Gedanken holst du sanft wieder zurück zu deiner Atmung

- akzeptiere deine abdriftenden Gedanken und auch deine Langeweile, aber halte durch, bis der Wecker klingelt

- die Herausforderung in der Meditation ist, sich die Zeit für sich selber zu nehmen, nimm dich wichtig

- die Zeit ist nicht verschwendet, sie dient dir, deiner Gesundheit und Konzentration

- wenn du dich damit unsicher fühlst, dann besuche einen Kurs oder gönne dir ein Ratgeberbuch zum Einstieg in die Meditation

Meditiere am besten immer zur gleichen Zeit, später wird es dir leichter fallen es überall zu tun. Situationen die dich früher gestresst haben, werden dir bald nur noch ein Lächeln entlocken. Souverän kannst du schwierige Situationen meistern. Sei geduldig und sanft mit dir. Es passiert, was passieren soll. Meditation lässt sich nicht lenken und steuern.

Öl ziehen: Ist auch unter dem Namen Ölkur, Öl-saugen oder Öl-kauen bekannt. Dabei wird der Mund mit Pflanzenöl gespült. Das soll Giftstoffe entziehen, die zum Beispiel nach dem Schlafen im Mund sind. Außerdem wird Zahnfleisch, Zähne und der Kiefer gestärkt.

Diese Kur ist eine ayurvedische Methode, die auch Krankheiten lindern und heilen soll.

20 Minuten soll das Öl im Mund bleiben. Sesam-, Kokos- oder Sonnenblumenöl eignen sich dafür. Die Kur soll möglichst noch vor dem ersten Glas Wasser und auf nüchternen Magen geschehen. Eine Zungenreinigung wird außerdem empfohlen.

Das Öl soll im Mund in Bewegung bleiben, durch saugen, schlürfen und hin und her bewegen. Natürlich darfst du dazwischen Pausen machen, in der Zeit kann das Öl gut in alle Ecken fließen. Gurgle jedoch nicht und schlucken solltest du das Öl auch nicht. Denn dann gelangen die Giftstoffe in deinen Körper.

Entsorge das Öl in ein Taschentuch und in den Hausmüll. Danach kannst du deinen Mund mit warmen Wasser ausspülen.

Technik: Auch zu deiner Morgenroutine solltest du das Handy weglassen. Wenn das schon zu deiner Abendroutine gehört, dann lass es einfach weiter da liegen, wo du es für die Nacht abgelegt hast.

Wenn du als erstes in den medialen Sog eintauchst, bist du sofort im Stress. Dein Gehirn ist allerdings noch nicht so weit, geschweige denn aufnahmebereit.

Wenn nicht etwas nebenbei piepst oder blinkt, hast du auch deine Augen frei, um deine Umgebung wahrzunehmen. So kannst du deine Umwelt bewusster aufnehmen.

Musik: Musik macht glücklich, lebendig und gibt Motivation. Höre doch deine Lieblings CD nach dem Aufstehen oder beim Yoga.

Wenn dich Musik glücklich macht, dann wird das Hormon Dopamin ausgeschüttet. Damit startest du schon super in den Tag.

Die Nachrichten würde ich noch weglassen. Höre lieber nur deine Musik und tanze durch die Wohnung.

Sport: Das Thema Sport reicht von einem kurzen, zügigen Spaziergang durch den Park, bis zu einem 1 stündigen Workout.

Lege selbst fest, was du möchtest und beginne kleinschrittig. Sonst ist die Luft schnell raus und du magst früh wieder nicht aufstehen. Eine Runde durch den Park ist für den Anfang genug. Dann kannst du die Zeit steigern oder die Intensität.

Sport ist gesund, Bewegung und frische Luft macht wach, kurbelt den Kreislauf und den Stoffwechsel an.

Für deinen Arbeitsalltag kannst du dir ein 5 Minuten Workout überlegen. Das kann ein Spaziergang sein, Dehnungsübungen am Schreibtisch oder eine kleine Meditationspause im Ruheraum. Schau was dir zur Verfügung steht und worauf du am meisten Lust hast.

Wichtig ist, dass du etwas machst und die Zeit nutzt. Sie soll nicht einfach verstreichen.

Dein Frühstück: Zelebriere dein Frühstück. Falls es zu deiner Morgenroutine gehört. Ansonsten genießt du die nächste Mahlzeit. Und zwar mit all deiner Achtsamkeit.

Schmecke, rieche und schau dir dein Essen genau an. Verwende Zeit und Liebe bei der Zubereitung. Du möchtest deinem Körper etwas Gutes zukommen lassen.

Für ein gutes Frühstück kannst du dir Vollkornbrot zubereiten oder ein Müsli mit fettarmen Joghurt und Obst. Dazu einen frisch gemahlenen Kaffee – mhh, wie das duftet. So schmeckt er noch besser, als schnell hinter geschüttet.

Lächeln: Da dein Morgen so wundervoll begonnen hat, kannst du nun anderen Menschen einen tollen Tag bescheren. Lächle auf deinem Arbeitsweg jemanden an.

Du wirst sehen, dass macht euch beide glücklich.

„Ich liebe dich!": Wenn du einen Partner oder Kinder hast, dann sag es zu ihnen am Morgen. Die drei Worte machen glücklich und senken nachweisbar den Stresspegel.

So kannst du deinen Tag mit positiven Gefühlen beginnen und fröhlich durch deinen Tag gehen. Wenn du allein lebst oder gerade keiner zu Hause ist, dann sag es zu deinem Spiegelbild.

Liebe dich selber und sei stolz auf dich! Du nimmst etwas in die Hand und lebst dein Leben, aktiv und bewusst. Damit hast du den meisten Menschen schon etwas voraus. Denn sich aus dem Stress und Hamsterrad zu befreien ist keine leichte Übung. Doch du hast sie angepackt und wirst sie sicher hervorragend meistern.

Zusammenfassung:

- Strecken

- Licht

- Wechselduschen

- Ziele visualisieren

- Yoga

- Ordnung

- Technik

- Trinken

- Musik

- Sport

- Ich liebe dich

- Achtsamkeit

- Meditation

- Lächeln

- Belohnung am Abend

- Öl ziehen

- Frühstück

4.2. Wie solltest du vorgehen?

Beginne sofort mit der ersten Sache. Etwas, das dir gefällt, dir aber leicht fällt. Das setzt du ab morgen früh um. So hast du schon deinen ersten, kleinen Teil deiner Morgenroutine.

Streiche dir in deinem Kalender an, wenn es geklappt hat. Sobald es zuverlässig zu deinem Morgen gehört, kannst du etwas Neues hinzufügen.

Wenn du allen Tipps 5-10 Minuten Zeit gibst, dann bist du gerade mal bei einer Stunde. Eine Stunde, in der du dich um dich gekümmert hast. In der du deinem Körper etwas Gutes getan hast.

Du solltest dir im Vorhinein überlegen, wie viel Zeit dir zur Verfügung steht. Das kann durchaus auch einmal wechseln. Notiere dir eine kurze und eine ausgiebige Version deiner Morgenroutine. Du solltest dir jedoch Gedanken machen, was dich besonders gut in den Tag starten lässt und darauf nicht verzichten. Dafür sind andere Sachen optional.

Mit diesen Vorüberlegungen vermeidest du Stress und Frust. Das ist sehr wichtig. Denn darum geht es bei deiner Morgenroutine, Stress zu vermeiden.

Schritt-für-Schritt Anleitung:

1. Analysiere deine Morgenroutine

2. Schreibe sie auf!

3. Streiche alles „ungesunde" heraus.

4. Suche dir Alternativen, um die herausgestrichenen Angewohnheiten zu ersetzen.

5. Starte sofort mit einer dieser Alternativen und halte sie 2 Wochen durch. Dokumentiere deinen Fortschritt im Kalender oder deinem Tagebuch.

6. Wenn du erfolgreich 2 Wochen durchgehalten hast, dann entscheide dich für eine weitere Sache. Diese beiden Sachen behältst du wieder für 2 Wochen.

7. Nach 4 Wochen stellst du fest, dass du es gut durchgehalten hast und hoffentlich spürst du schon eine Veränderung. Komplettiere deine Morgenroutine und schreibe sie auf, so dass du sie an deinen Spiegel und Kühlschrank heften kannst.

8. Wenn du nach 2 Wochen merkst, dass es nicht passt, dann nimm noch einmal eine Veränderung vor.

4.3. Wie kann eine sinnvolle Morgenroutine aussehen?

Hier findest du einmal drei Beispiele, wie eine sinnvoll aufgebaute Routine aussehen kann. Einmal eine kurze Variante, für jemanden, der früh nicht so viel Zeit hat. Und eine längere Version, vielleicht schon für Fortgeschrittene im meditieren. Die dritte Variante passt zu jemandem, der zum Beispiel intermittierend fastet.

<u>Variante 1:</u>

6:00 Aufwachen und Strecken

6:15 ein Glas Wasser trinken und Dehnungsübungen neben dem Bett

6:30 kurze Morgentoilette, Mundhygiene mit Öl ziehen

6:50 Spaziergang im Park, eine Runde Joggen, mit dem Hund Gassi gehen

7:10 Duschen und anziehen

7:25 10 Minuten meditieren, inne halten

7:35 Frühstück zubereiten und essen

7:55 Sachen packen, Musik auf die Ohren, Arbeitsweg antreten

<u>Variante 2</u>

5:00 Aufwachen und Strecken

05:10 Dehnungsübungen vor dem Bett

05:20 Jogging Runde im Park mit Yoga Einheit

6:00 Duschen, Anziehen

6:20 gesundes Frühstück zubereiten

7:00 Meditation

7:40 Sachen packen, Kopfhörer mit deiner Lieblingsmusik aufsetzen und auf zur Arbeit, alternativ: Augen und Ohren auf, Natur beobachten (gegebenenfalls auch den Straßenverkehr) und der Morgenmusik der Vögel lauschen

Variante 3:

6:00 Wecker klingeln oder hoffentlich schon von selber wach werden

6:05 Ein Glas Wasser trinken

6:10 20 Minuten Yoga - Einheit

6:30 20 Minuten Meditation, begleitet oder stille Meditation

6:50 Müsli Frühstück mit frischem Obst und Joghurt

7:00 20 Minuten Zeit für Lesen, Schreiben und Musik

7:20 eine Tasse Kaffee

7:30 Start zur Arbeit oder mit der Arbeit

Zusammenfassung:

Bei all diesen Ratschlägen und Ideen, es ist doch alles super gesund, darfst nicht vergessen, was das Ziel deiner Morgenroutine ist. Stressfrei und mit einem Lächeln in den Tag zu starten.

Deswegen setz dich nicht unter Druck, wenn etwas nicht klappt, oder wenn deine Morgenroutine nicht so aktiv aussieht, wie die von anderen. Tolle Sachen aufzuschreiben ist einfach. Wie es bei den Menschen zu Hause wirklich aussieht, weißt du nicht.

Bleib entspannt und tue Dinge, mit denen du dich wohl fühlst.

Beginne Schritt-für-Schritt, nicht alles auf einmal.

Kleine Veränderungen bewirken Großes.

Entwickle deine Routine.

Übertreibe nicht.

Mach dir keinen Druck.

Denke heute schon an Morgen.

4.4. Fehler bei der Morgenroutine

<u>Ausreden:</u> Ausnahmsweise liegen bleiben, heute mache ich nichts oder das Wetter ist so schlecht. Das sind alles Ausreden, die dir auf lange Sicht deine Rituale kaputt machen.

Denn nach einer Ausnahme folgen viele weitere, bis dein Ritual keines mehr ist.

<u>Abkürzen:</u> Du solltest nicht zu oft bis gar nicht variieren, denn das führt zu Ausreden. Aber es gibt kein niemals nie. Für den Fall der Fälle hast du eine verkürzte Version deiner Morgenroutine.

<u>Stress:</u> Deine Morgenroutine ist für dich und deinen guten Start in den Tag da. Baue sie so auf, dass Hektik und Stress nicht entstehen können.

<u>Planvoll vorgehen:</u> Nutze deine Motivation, um einen guten Plan zu erstellen. Ohne Plan rennst du wahrscheinlich an deinen Zielen vorbei und deine Morgenroutine funktioniert nicht.

<u>Kopieren:</u> Übernimm nicht einfach eine andere Routine, finde wirklich deine, für dich passende, Routine heraus.

<u>Durchhalten:</u> Wechsele nicht zu oft, sondern versuche mindestens eine Woche eine Idee.

Erst dann weißt du, ob es für dich funktioniert oder nicht.

<u>Ablenkungen</u>: Deine Konzentration soll voll auf der Morgenroutine liegen. Alle anderen Dinge können warten. Telefon und Internet lässt du am besten aus.

Lass dich davon jetzt nicht demotivieren. Sei mutig im Ausprobieren und schau nicht so viel auf Andere. Es muss wirklich deine Routine werden und nicht die eines anderen.

Es ist nicht wichtig, ob Tee oder Kaffee, Sport oder Ruhig, 5 oder 9 Uhr. Finde heraus, was für dich passt und definiere dein Ziel. Warum willst du eine Morgenroutine? Ein Ziel ist, dass du dich wohl fühlst!

Es kann dir auch helfen, die Routine gemeinsam mit deinem Partner oder deinen Kindern zu entwickeln. So sind alle eingebunden und ihr könnt euch gegenseitig unterstützen.

Wenn alle mitziehen, wird es auch im Familienalltag gut funktionieren. Schulkinder profitieren natürlich auch von einer Morgenroutine. Sie starten frisch, motiviert und konzentriert in ihren Schulalltag.

4.5. Besonderheit Schichtdienst

Du denkst eine Morgenroutine ist nicht das Richtige für dich, weil du keine festen Arbeitszeiten hast?

Da muss ich dir widersprechen. Es geht bei einer Morgenroutine um ein gutes Aufwachen, du sollst gern aufwachen und aufstehen. Freue dich auf deinen Tag, auch wenn du verschobene Zeiten hast.

Nutze deine Tage trotzdem voller Kraft, Elan und Motivation. Deine Morgenroutine wird dir dabei helfen. Du solltest gut darüber nachdenken, was in deinem Rhythmus Sinn macht. Was hilft dir, um gut wach zu werden?

- Trinke ein Glas Wasser mit Zitrone nach dem Aufwachen.

- Strecke und Dehne deinen Körper, um den Kreislauf in Schwung zu bringen.

- Wenn es für dich eine Option ist, dann baue Sport ein. Mindestens jedoch ein Spaziergang an der frischen Luft sollte zu deiner Routine gehören.

- Gönne dir ein gesundes Frühstück.

- Baue eine deiner Lieblingsbeschäftigungen ein, zum Beispiel ein Buch lesen oder Musik hören, bevor du deine wichtigen Dinge erledigst.

4.6. Morgenroutine mit und für Kinder

Wer kennt das nicht, dass Mütter schimpfen, dass sie keine Zeit für eine Morgenroutine haben? Das gemeinsame aus dem Hause gehen mit den Kindern, ist auch alles andere als entspannt. Doch auch da hilft eine Morgenroutine. Eben eine für die ganze Familie.

Mit einer eigenen Familien-Morgenroutine bekommen alle die Zeit, die sie benötigen, um sich fertig zu machen und auch richtig wach zu werden. Dafür benötigt man als erste ein Grundgerüst, denn das sind Dinge, die alle erledigen müssen.

Aufstehen – waschen – anziehen – frühstücken – packen – losgehen

Punkt 1 ist nicht verhandelbar, Punkt 2-6 ist variabel. Manche Kinder und auch Erwachsene mögen als erstes, nach dem aufstehen, gern frühstücken, andere wiederum wollen dafür gern fertig angezogen sein.

Dafür gibt es ein offenes Frühstück, was auf dem Tisch steht. Die Zutaten können auch selbstständig zusammen gemixt werden. Der Frühaufsteher in der Familie bereitet das Frühstück vor. Der, der als letzter das Haus verlässt, räumt den Tisch ab.

Wichtig bei der Entwicklung der Morgenroutine ist, dass die Kinder mitsprechen dürfen. Selbstgewählte Abläufe fallen einem leichter, als fremdbestimmte.

Es sind Kleinigkeiten, die den Morgen für alle entspannt werden lassen. So mag ein Kind einfach keine kalte Kleidung nach dem Aufstehen. Ein anderes mag gern allein im Badezimmer sein. Das sind doch alles Dinge, die man ändern kann. Kleidung kann man anwärmen und es findet sich bestimmt eine Badezimmerzeit, wo kein anderer hinein möchte.

Wenn Kinder einen festen Ablauf am Morgen haben, führt dies dazu, dass nicht jeden Tag wieder diskutiert werden muss, was jetzt gemacht wird. Ein „Zieh dich jetzt an (bitte)!" wird deutlich schlechter umgesetzt, als die selbstständige Handlung oder die Frage „Was ist jetzt dran?", um das Kind mit einzubeziehen.

Die Morgenroutine beginnt auch hier wieder am Abend. Kleidung kann vorbereitet werden und muss somit früh nicht ausdiskutiert werden. Ranzen und Taschen sind schon gepackt. Die Frühstücksdosen werden am Abendbrottisch gefüllt und warten im Kühlschrank.

Zuletzt überdenkt noch einmal euren Zeitpunkt, zu dem ihr aufsteht. Lässt er euch genug Zeit auch kleinere Problemchen oder Wehwehchen zu lösen? Auch die Kinder können früh ein Buch lesen, falls mehr Zeit ist, da keine Rettungsaktionen vonnöten sind. Qualitytime wäre das dann. Was für ein Luxus!

Du kannst Bilder mit den Kindern gemeinsam malen und sie aufhängen, so dass sie sich die Abläufe besser einprägen und nachsehen können. Hilfreich ist auch, wenn du die Routine in den Ferien einführst. Dann könnt ihr schon üben und ausprobieren. Auch die Kinder lieben es entspannt am Morgen. Sprecht gemeinsam nach einiger Zeit über eure Routine. Vielleicht möchten die kleinen Mitbewohner noch einmal etwa ändern oder stellen einfach nur freudig fest, wie schön es ist.

Zusammenfassung:

- 6 Bausteine gehören zum Morgenprogramm

- Schritt 1 ist nicht verhandelbar

- entwerft euren Morgen gemeinsam

- malt und schreibt ihn auf ein großes Papier, dass ihr aufhängt

- nach 2 Wochen führt ihr eine Nachbesprechung durch

- bereitet am Abend den Morgen vor

- bleibt ruhig, falls es einmal nicht klappt

Stolperfalle aufwecken: Nicht jedes Kind wird früh genug wach. Die meisten Kinder, die man wecken muss, stehen nicht gern auf. Das ist schon ein schlechter Start für die Morgenroutine. Wenn das Kind dann noch weiß, jetzt wird es stressig, dann steht es erst recht nicht gern auf.

Vereinbart gemeinsam ein Aufwecke-Ritual. Dieses kann drei Punkte haben, zum Beispiel über den Kopf streicheln und zuflüstern, dass Aufstehzeit ist. Zweite Erinnerung, dass das Frühstück gleich fertig ist. Wenn Mama oder

Papa dann das dritte Mal reinkommen, wird aufgestanden.

Verabrede mit deinem Kind/mit deinen Kindern ein Ritual. Besiegelt den Deal, dass dann wirklich aufgestanden wird, mit einem Händeschütteln oder ähnlichen. Manche Kindern denken sich auch selbst eine „Strafe", wie Bettdecke mitnehmen aus. Funktioniert jedoch nicht bei allen.

Wie immer gilt, seit erfinderisch und mutig. Vor allem bleibt im Gespräch! Dann wird es für alle beteiligten ein entspannter Start in den Tag. Und das ist eben auch für Kinder wichtig. Erstens ist Streit und Zank mit den Eltern immer doof und Zweitens wird die Schule anstrengend genug. Das muss nicht schon zu Hause beginnen. Eine Routine, die schon im Elternhaus etabliert wurde, findet leichter Anklang auch im Erwachsenenalter.

Wenn man Aufstehen schon als Kind mochte, wird es auch als Erwachsener nicht schwer fallen.

Schlusswort

Sag nun auf Nimmerwiedersehen zu deinem Morgenblues. Starte in den Tag, wie es zu dir passt. Hole dir gleich beim ersten Augenaufschlag Motivation und Lust auf den Tag.

Schon kleine Veränderungen können Großes bewirken. Sie führen zu mehr Positivität, mehr Elan und somit langfristig auch zu mehr Erfolg.

Freue dich darüber, dass du nun ein „Geheimnis" der Erfolgreichen anwendest. Und du hast nun dein eigenes Geheimnis. Gehe lächelnd durch deinen Tag und alle um dich herum werden staunen.

Nach einiger Zeit wirst du die Auswirkungen deiner neuen Rituale spüren. Du wirst von selbst wach und kannst ausgeschlafen und motiviert aufstehen.

Gut gelaunt und motiviert gehst du durch deinen Tag. Ruck zuck erledigst du deine Aufgaben. Abends bist du nicht mehr erschlagen und kannst dich angenehmen Sachen zuwenden.

Viel Freude dabei, genieße dein neues Lebensgefühl!

Quellen

www.utopia.de

https://arbeits-abc.de/morgenroutine/

http://www.fuckluckygohappy.de/findest-du-deine-persoenliche-morgenroutine/

https://www.ergotopia.de/blog/morgenroutine

https://abenteuer-erziehung.at/news/180-morgenroutine-mit-kindern

http://www.daseinealles.de/morgenroutine/#comment-156

Impressum

Text: Copyright © 2017 by Sophia Thiemann

Impressum und Verlag Sophia Thiemann

c/o Papyrus Autoren-Club, R.O.M. Logicware GmbH Pettenkoferstr. 16-18, 10247 Berlin

Alle Rechte vorbehalten.

Nachdruck oder Kopieren, auch auszugsweise, ist ohne Erlaubnis des Autors nicht gestattet.

Cover-Foto: America365/

https://www.shutterstock.com/de/image-vector/sunrise-hand-drawn-logo-vector-graphic-421223026

Wichtiger Hinweis:

Die in diesem Buch enthaltenen Informationen dienen ausschließlich informativen Zwecken und dürfen unter keinen Umständen als Ersatz für eine professionelle Beratung oder Behandlung durch ausgebildete und anerkannte Ärzte angesehen werden. Diese beinhalten keinerlei Empfehlungen bezüglich bestimmter Diagnose- oder Therapieverfahren. Die Inhalte dürfen niemals als eine Aufforderung zur Selbstbehandlung oder als Grundlage für Selbstdiagnosen und -medikation verstanden werden. Die Informationen spiegeln lediglich die Meinung des Autors wieder. Der Autor übernimmt für die Art oder Richtigkeit der Inhalte keine Garantie, weder ausdrücklich noch impliziert.

Sollten Inhalte des Buches gegen geltendes Recht verstoßen, dann bittet der Autor um umgehende Benachrichtigung. Die betreffenden Inhalte werden dann umgehend entfernt oder geändert.

Haftung für Links

Das Buch enthält Links zu externen Webseiten Dritter, auf deren Inhalte wir keinen Einfluss haben. Deshalb können wir für diese fremden Inhalte keine Gewähr übernehmen. Für die Inhalte der verlinkten Seiten ist stets der jeweilige Anbieter oder Betreiber der Seiten verantwortlich. Die verlinkten Seiten wurden zum Zeitpunkt der Verlinkung auf mögliche Rechtsverstöße überprüft. Rechtswidrige Inhalte waren zum Zeitpunkt der Verlinkung nicht erkennbar. Eine permanente inhaltliche Kontrolle der verlinkten Seiten ist jedoch ohne konkrete Anhaltspunkte einer Rechtsverletzung nicht zumutbar. Bei Bekanntwerden von Rechtsverletzungen werden wir derartige Links umgehend entfernen.

www.ingramcontent.com/pod-product-compliance
Lightning Source LLC
Chambersburg PA
CBHW050020230526
45470CB00003B/1052